BEI GRIN MACHT SICH IHR WISSEN BEZAHLT

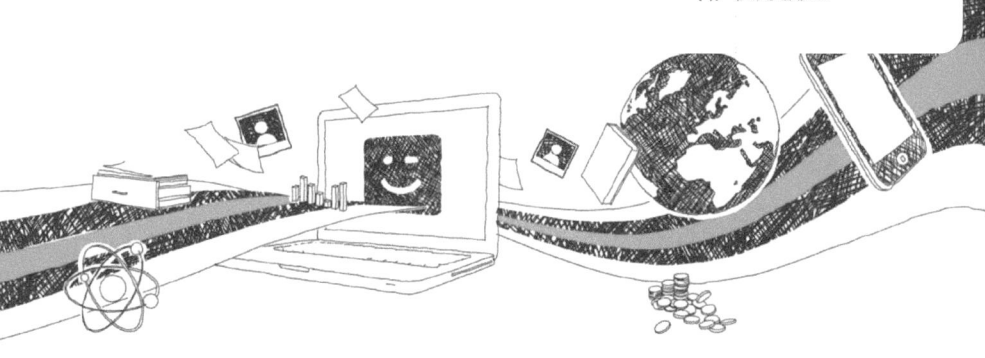

- Wir veröffentlichen Ihre Hausarbeit, Bachelor- und Masterarbeit

- Ihr eigenes eBook und Buch - weltweit in allen wichtigen Shops

- Verdienen Sie an jedem Verkauf

Jetzt bei www.GRIN.com hochladen und kostenlos publizieren

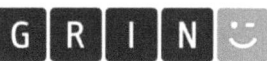

Bibliografische Information der Deutschen Nationalbibliothek:

Die Deutsche Bibliothek verzeichnet diese Publikation in der Deutschen Nationalbibliografie; detaillierte bibliografische Daten sind im Internet über http://dnb.d-nb.de/ abrufbar.

Dieses Werk sowie alle darin enthaltenen einzelnen Beiträge und Abbildungen sind urheberrechtlich geschützt. Jede Verwertung, die nicht ausdrücklich vom Urheberrechtsschutz zugelassen ist, bedarf der vorherigen Zustimmung des Verlages. Das gilt insbesondere für Vervielfältigungen, Bearbeitungen, Übersetzungen, Mikroverfilmungen, Auswertungen durch Datenbanken und für die Einspeicherung und Verarbeitung in elektronische Systeme. Alle Rechte, auch die des auszugsweisen Nachdrucks, der fotomechanischen Wiedergabe (einschließlich Mikrokopie) sowie der Auswertung durch Datenbanken oder ähnliche Einrichtungen, vorbehalten.

Impressum:

Copyright © 2010 GRIN Verlag, Open Publishing GmbH
Druck und Bindung: Books on Demand GmbH, Norderstedt Germany
ISBN: 9783640602056

Dieses Buch bei GRIN:

http://www.grin.com/de/e-book/149541/zur-bedeutung-der-gesundheitswissenschaft-fuer-die-pflege-am-beispiel-der

Klaus Schliz

Zur Bedeutung der Gesundheitswissenschaft für die Pflege am Beispiel der Gesundheitsförderung

GRIN Verlag

GRIN - Your knowledge has value

Der GRIN Verlag publiziert seit 1998 wissenschaftliche Arbeiten von Studenten, Hochschullehrern und anderen Akademikern als eBook und gedrucktes Buch. Die Verlagswebsite www.grin.com ist die ideale Plattform zur Veröffentlichung von Hausarbeiten, Abschlussarbeiten, wissenschaftlichen Aufsätzen, Dissertationen und Fachbüchern.

Besuchen Sie uns im Internet:

http://www.grin.com/

http://www.facebook.com/grincom

http://www.twitter.com/grin_com

Aus dem Fachbereich Gesundheit und Pflege
der Hamburger Fern-Hochschule
Studiengang Pflegemanagement

Zur Bedeutung der Gesundheitswissenschaft für die Pflege am Beispiel der Gesundheitsförderung

Eine Arbeit aus dem
Studienfach Gesundheitswissenschaft

vorgelegt von
Klaus-Dieter Schliz

2010

Inhaltsverzeichnis

			Seite
Abbildungsverzeichnis			3
Abkürzungsverzeichnis			4
1	**Einführung in die Thematik**		**5**
	1.1	Verhältnis von Pflege- und Gesundheitswissenschaft	7
		1.1.1 Inhalte	9
		1.1.2 Stand der Entwicklung	9
		1.1.3 Abgrenzung von der Medizin	10
		1.1.4 Grad der Akademisierung und Professionalisierung	12
	1.2	Gesundheitsförderung mit Bezug zu Modellen	14
		1.2.1 Gesundheitsförderung mit Bezug zur Salutogenese	14
		1.2.2 Gesundheitsförderung mit Bezug zur Ottawa-Charta	16
		1.2.3 Gesundheitsförderung in Abgrenzung zur Prävention	17
2	**Gesundheitsförderung**		**18**
	2.1	Ebenen der Gesundheitsförderung	18
	2.2	Hierarchie der Ebenen untereinander	19
	2.3	Beispiele der Gesundheitsförderung aus der Pflegepraxis ...	20
	2.4	Pflege pflegen – Neues gestalten	22
3	**Zusammenfassung und Ausblick**		**30**
4	**Literaturverzeichnis**		**33**

Abbildungsverzeichnis:

Abb.	Bezeichnung	Seite
Abb. 1	Waagschalenprinzip der Salutogenese Quelle: eigene modifizierte Darstellung aus URL:http://www.uni-bielefeld.de/sport/arbeitsbereiche/ab_iv/images/salutogenese.gif [Stand: 20.1.2010]	15
Abb. 2	Mehrebenen-Modell (modifiziert nach Göppel, E. et al 1992) Quelle: Brieskorn-Zinke 1996: 63	19
Abb. 3	Vergleich Arbeitsbelastung Pflegebereich-Wirtschaftsbereich Quelle: Präsentation im Rahmen der Auftaktveranstaltung Das BGW- *bpa* Projekt „Pflege *pflegen*" – gemeinsam Neues gestalten!Doris Venzke, www.gesundheit-im-unternehmen.de Folie 3	25
Abb. 4	Verbesserungspotential für die Beschäftigten Quelle: Präsentation im Rahmen der Auftaktveranstaltung Das BGW- *bpa* Projekt „Pflege *pflegen*" – gemeinsam Neues gestalten! Doris Venzke, www.gesundheit-im-unternehmen.de Folie 6	26
Abb. 5	Finanzieller Aufwand des Arbeitgebers bei Krankheit Quelle: Betriebliches Gesundheitsmanagement in Einrichtungen der stationären Altenpflege, Berufsgenossenschaft für Gesundheitsdienst und Wohlfahrtspflege 2006	27
Abb. 6	Differenzierte Arbeitsbelastung in der stationären und ambulanten Pflege. Quelle: Präsentation im Rahmen der Auftaktveranstaltung Das BGW- *bpa* Projekt „Pflege *pflegen*" – gemeinsam Neues gestalten! Doris Venzke, www.gesundheit-im-unternehmen.de Folie 8	28
Abb. 7	Wirkung der Kompetenzförderung auf die Gesundheit (in Anlehnung an das Lernmotivationsmodell von Bandura 1981) Quelle: Präsentation im Rahmen der Auftaktveranstaltung Das BGW- *bpa* Projekt „Pflege *pflegen*" – gemeinsam Neues gestalten! Doris Venzke, www.gesundheit-im-unternehmen.de Folie 12	29

Abkürzungsverzeichnis:

Abkürzung	Bedeutung
WHO	Weltgesundheitsorganisation
BG	Berufsgenossenschaft
BGW	Berufsgenossenschaft für Gesundheitsdienst und Wohlfahrtspflege
bpa	Bundesverband privater Anbieter sozialer Dienste e.V.

1 Einführung in die Thematik

Gesundheitsvorsorge, Prävention, gesundes Leben, Hilfe zur Selbsthilfe, sind nur einige wenige Schlagworte, mit denen sich sowohl die Fach-, als auch die Boulevardpresse täglich befasst.

Was verbirgt sich aber hinter diesen einzelnen Begriffen?
Wie lassen sie sich gegenseitig abgrenzen, oder ist gar mit allen Begriffen dasselbe gemeint?

Welche Rolle spielt hier die Pflege?
Welchen Einfluss hat diese Profession auf das Verhalten der Gesellschaft?

Bei differenzierter Betrachtung, lässt sich zeigen, dass es sich im einen Fall nur um den Umgang mit Krankheit, im anderen Fall jedoch um den Umgang mit Gesundheit handelt.

Hat die Pflege in ihrem Selbstverständnis in den vergangenen Jahrzehnten sich ausschließlich auf defizitorientierte Modelle der Pflege konzentriert, wächst zunehmend die Anforderung, -aufgrund gewandelter Anspruchshaltung vieler Patienten- nicht nur eine kompetente fachlich hochwertige medizinische Versorgung anzubieten, sondern auch eine fürsorgliche Pflege, umfassende Beratung und Informationsvermittlung, so wie Netzwerkvermittlung anbieten kann.

Diese, an die Profession der Pflege gestellte Anforderung, ist eine große Herausforderung an die jeweiligen Einrichtungsträger und Berufsverbände. Es gilt hier bestmögliche Kundenzufriedenheit mit größter ökonomischer Effizienz zu vereinen.

In einer Zeit, wo sich Entbürokratisierung zwar auf der politischen Bühne, in der Praxis jedoch nicht realisieren lässt, fällt dies sehr schwer.

Im Zuge fortschreitender Ressourcenbündelung scheint es unmöglich, bei den immer mehr anfallenden Tätigkeiten noch Platz und Zeit für Gesundheitsförderung einzuräumen.

Der erste Anschein mag vermitteln, dass es sich um fachfremde Themen und Tätigkeiten handelt, für die die Pflege nicht zuständig ist.

Gerade dann, wenn niedrige Personalbesetzungen den Arbeitsalltag der Pflege bestimmen, mögen viele Kolleginnen und Kollegen keine Einsicht dafür haben, dass gerade der Bereich Gesundheitsförderung ein zentrales Thema in der künftigen Arbeit der Profession Pflege sein muss.

In diesem Zusammenhang geht es nicht nur um die Betrachtung der Patienten bezüglich der Gesundheitsvorsorge, sondern vielmehr auch um das große Potenzial der in der Pflege tätigen Mitarbeiterinnen und Mitarbeiter.

Nur wenn diese die Möglichkeit haben, ihre eigene Gesundheit zu erhalten, können sie im Rahmen ihrer beruflichen Tätigkeit ihr Know-how, aber auch die mit der Gesundheitsvorsorge gemachten Erfahrungen weitervermitteln.

1.1 Verhältnis von Pflege- und Gesundheitswissenschaft

Um die Differenzierung der zwei Begriffe Pflegewissenschaft und Gesundheitswissenschaft ins Verhältnis setzen zu können, ist es notwendig, die einzelnen Begrifflichkeiten zu definieren.

Mit dem Begriff „Gesundheitswissenschaften" werden diejenigen Wissenschaften bezeichnet die sich aus unterschiedlichsten Perspektiven mit Aspekten zur Gesundheit beschäftigen. Hierzu gehören insbesondere die Gesundheitssoziologie, Gesundheitspsychologie, Gesundheitspädagogik, Gesundheitsökonomie, aber auch die Sozial- und Umweltmedizin.
Vereinfacht könnte man auch sagen, dass sämtliche Fachdisziplinen, in deren Terminus das Wort „Gesundheit" Verwendung findet, sich unter dem Dach der Gesundheitswissenschaften subsumieren lässt. (Waller o.J.: 6). Im Zuge der Umbenennung der Berufsbezeichnung Krankenschwester/Krankenpfleger zu Gesundheits- und Krankenpfleger/in gehört diese Profession nun auch per Definition zum großen Feld der Gesundheitswissenschaften.

Erstmals wurde der Begriff „Gesundheitswissenschaften" von GOTTSTEIN, SCHLOSSMANN und TELEKY 1925 in ihrem "Handbuch der sozialen Hygiene und Gesundheitsfürsorge" geprägt. Mitte des 19. Jahrhunderts beschrieben VIRCHOW und NEUMANN den Zusammenhang von gesellschaftlichen, kulturellen und wirtschaftlichen Bedingungen mit der Gesundheit der Bevölkerung. (Waller o.J.: 7).

Die Entwicklung der Gesundheitsforschung lag von Beginn des 20. Jahrhunderts bis Mitte der 80er Jahre nahezu brach. Erst hier kam es zu einer wissenschaftlichen Neuorientierung.

Um den Begriff der Gesundheitswissenschaften greifbar zu machen, wird häufig die Kontrastierung mit den Krankheitswissenschaften vorgenommen. Die zentralen Fragen der Gesundheitswissenschaften sind, unter welchen Bedingungen Menschen gesund bleiben, wie sich die Auftretenshäufigkeit von

Krankheiten zurückdrängen lässt, und welche Möglichkeiten ergriffen werden können, um diese Bedingungen irgend möglich sicherzustellen. (Waller o.J.: 8).

Die Pflegewissenschaft beschreibt denjenigen Teil der Gesundheitswissenschaften, in der die Pflege durch die Hinwendung zur Gesundheit eine wesentliche Rolle im Umgang mit Gesundheit einnimmt. Damit nimmt die Krankenpflege als Profession einen gesellschaftlichen Auftrag wahr, der das Ziel hat, die Gesundheit aller Menschen zu fördern. Das heisst, Gesundheitsförderung ist eine zentrale und selbstverständliche Aufgabe der Pflege.

Es darf an dieser Stelle jedoch nicht verschwiegen werden, dass je nach Literaturquellen, die verschiedenen Strukturhierarchien zwischen Gesundheitswissenschaften und Pflegewissenschaft und deren gegenseitige Vernetzung unterschiedlich gesehen werden. Dies macht die klare Abgrenzung zwischen Gesundheitswissenschaften und Pflegewissenschaft auch so schwierig. Der Begriff der Gesundheitswissenschaften wurde hier bewusst im Plural gewählt, da der Verfasser die Auffassung vertritt, dass sämtliche an der Gesundheit beteiligten Disziplinen unter dem Dach der Gesundheitswissenschaften subsumiert werden können.

1.1.1 Inhalte

Die Gesundheitswissenschaften beziehen sich weniger auf Individuen, als vielmehr auf größere Populationen oder ganze Bevölkerungsgruppen.

Im Fokus stehen hier die „vulnerablen" Gruppen, die besonders gesundheitlich gefährdet sind, ohne bereits krank zu sein. Beispielhaft seien hier Migranten, Arme, Obdachlose aber auch Alleinerziehende zu nennen. Die zentralen Arbeitsfelder der Gesundheitswissenschaften beinhalten die Gesundheitsforschung sowie die Gesundheitssystemforschung. (Hurrelmann 1998: 36).

Die Bewältigung dieser umfassenden Aufgaben macht es notwendig, interdisziplinär über alle Fachbereiche hinweg im Sinne einer Gesundheitsförderung zusammen zu arbeiten.

1.1.2 Stand der Entwicklung

Neben verschiedensten Ansätzen wie beispielsweise die Ottawa-Charta der WHO, gibt es noch weitere Ansätze die den Aufgabenbereich der Pflege im Bereich der Gesundheitsförderung definieren.
Im Wesentlichen ist der Ansatz im Bereich der nationalen Rechtsverordnungen zu suchen. In der Schweiz seit 1992 und in Österreich seit 1998, wurden in den dort novellierten Fassungen der Krankenpflegegesetze explizit der Aufgabenbereich der Wiederherstellung der Gesundheit des Menschen, sowie deren Aufrechterhaltung und Förderung beschrieben. Im deutschen Krankenpflegegesetz von 1985, findet sich lediglich im § 4 -Ausbildungsziele- der Hinweis darauf, dass die Ausbildung unter anderem darauf gerichtet sein soll, die Anregung und Anleitung zu gesundheitsförderndem Verhalten zu forcieren. Erst 20 Jahre später, wurde die Berufsbezeichnung von Krankenschwester/Krankenpfleger in Gesundheits- und KrankenpflegerIn umbenannt und damit ein Signal gesetzt, dass die Pflege sich berufen fühlt, als eigene Profession im Bereich der Gesundheitsförderung tätig zu werden. (Kellnhauser 2000: 718).

1.1.3 Abgrenzung von der Medizin

Trotz aller Professionalisierungsbemühungen fällt es der Pflege bis heute schwer, sich gänzlich von der Medizin abzugrenzen. Dies mag vor allem daran liegen, dass die Pflegeforschung in Deutschland auch international noch nicht auf eine längere Historie zurückblicken kann. Über viele Jahre und Jahrzehnte wurde die Pflege als ein Anhängsel der Medizingeschichte gesehen.

Durch den Wandel der Medizin in eine Naturwissenschaft auf empirisch-technische Grundlage, nahm der akademisch gebildete Ärztestand eine führende Stellung ein. Damit wurden automatisch alle anderen Berufe im Gesundheitswesen unter der Kategorie Heilhilfsberufe subsumiert und gleichzeitig nachgeordnet. (Kruse 1994: 14).

Auf diese Neuorientierung der Medizin reagierte die Pflege, was zum Paradigmenwechsel traditioneller Pflegevorstellungen führte und es wurde die Entwicklung eigener konzeptioneller und aufgabenorientierter Pflegemodelle forciert. Psychosoziale Dimensionen von Krankheit und die daraus ableitbaren pflegerischen Aufgabenbereiche wurden betont. Erstaunlich ist dennoch, dass trotz der Erkenntnisse Ende der 70er und 80er Jahre, dass allein kurative Maßnahmen nicht mehr ausreichen, lediglich die Berufsgruppen der Präventionsmediziner, Psychologen, Erwachsenenbilder, sowie die Sportwissenschaft und die Ökotrophologen als beteiligte Partner für die Gesundheitspolitik genannt werden. Die Pflege wird diesbezüglich überhaupt nicht erwähnt. (Stöckel 2002: 257).

Für die Bundesrepublik Deutschland prägte HILDE STEPPE (1947-1999) die Entwicklung der historischen Pflegeforschung. Diese bezog sich jedoch im Wesentlichen auf die Pflegegeschichtsforschung. In den 60er Jahren hat sich in der DDR HORST-PETER WOLF mit der Geschichte der Krankenpflege befasst. Er beschreibt hier die Pflege als eine Disziplin der Medizin. (Recken 2003: 8-9).

Obwohl die Pflege auf dem besten Wege ist ihre Identität gegenüber der Medizin abzugrenzen, scheint es doch für viele Pflegenden nach wie vor eine

Selbstverständlichkeit zu sein, sich an ärztlich delegierten Leistungen zu orientieren. Dies hat seinen Hintergrund sicher darin, dass der gesellschaftliche Stellenwert von medizinnahen Tätigkeiten nach wie vor sehr hoch ist und diese schon alleine deswegen nicht aufgegeben werden möchten. Mit der Einführung des Dreisäulenmodells im Krankenhaus, hat sich die Pflege zumindest rein formal zur Medizin und der Verwaltung abgrenzen können. Dennoch scheint es so zu sein, dass trotz Integration der Pflege in die Klinikleitung die Dominanz von der Medizin ausgeht. Außerdem wird von der Pflege bemängelt, dass nur ihre Profession eine Patienten orientierte Sichtweise beschreibt, andere Berufsgruppen hingegen eher funktional an den eigenen Arbeitsabläufen orientiert sind. (vgl. Horschk 1996).

Immer noch nennt die Mehrzahl der Pflegenden medizinisches Fachwissen als das, was die unmittelbare Qualität ihrer Pflegearbeit am ehesten beeinflusst. Dieses Ergebnis verwundert nicht, da die Geschichte traditionell die enge Verbindung zwischen Medizin und Pflege erkennen lässt. Auch die Analyse von aktuellen Pflegecurricula liefert den Beweis dafür, dass nach wie vor die theoretische Ausbildung stark medizinorientiert ist. (Heidecker 2007: 17).

1.1.4 Grad der Akademisierung und Professionalisierung

Auch, wenn die Akademisierung der Pflege in Deutschland erst seit den 90er Jahren einen Aufschwung erfährt, ist zu bemerken, dass nicht nur die Gremien und Interessenvertretungen der Pflege dies befürworten, sondern auch der Wissenschaftsrat seine Empfehlung hierfür ausspricht.

Im Mittelpunkt der Hochschulqualifizierung standen in den Anfängen die lehrenden und leitenden Pflegekräfte, die ihre Aufgabe darin sahen, ihre Erkenntnisse wissenschaftlich fundiert in die Praxis zu übermitteln.

Es wurde jedoch schnell klar, dass nicht nur die lehrenden Pflegekräfte, sondern auch die in der Praxis tätigen Kräfte auf erweitertes systematisches Wissen zurückgreifen müssen, um komplexe Pflegesituationen auf angemessene Handlungsstrategien und Risiken hin analysieren zu können. Diese Anforderungen, angestoßen aus dem angloamerikanischen Raum zeigen, dass die Entwicklung wissenschaftlich fundierter Pflegekonzepte die Heilung- und Rehabilitationserfolge erheblich steigern können.
Aber nicht nur die angloamerikanische Pflegetheorieentwicklung hatte ihren Einfluss auf Deutschland genommen, sondern langsam entwickelte sich die Gesundheitswissenschaft und Wertorientierungen der letzten Jahre wurden neu definiert. Dies führte auch zu einem neuen pflegerischen Selbstverständnis.
Pflege soll sich künftig als gezieltes, reflektiertes berufliches Handeln darstellen.

Um größere Zusammenhänge und Strukturen erfassen zu können ist es wichtig, den eigenen Standpunkt darzustellen und weiterzuentwickeln. Um dieses Ziel zu erreichen ist es notwendig, sich selbstorganisiertes Lernen und wissenschaftliches Arbeiten während eines Studiums als Schlüsselqualifikation anzueignen.

Nicht zuletzt aus der Entwicklung der modernen Kliniken, die zunehmend als Wirtschaftsunternehmen geführt werden, kommt auch von hier die Forderung, akademisches Leitungspersonal zu qualifizieren, um die dritte Säule in Krankenhäusern -die Pflege- gleichwertig und auf Augenhöhe der Medizin und der Verwaltung zu besetzen. Um Maßnahmen einer effektiveren und ökonomischeren Organisation der Krankenpflege in den Kliniken umzusetzen, bedarf es in Zukunft einer erhöhten Qualifikation der pflegerischen Leitungskräfte. Es ist ein aktives, innovatives und langfristiges Personalmanagement erforderlich. Fluktuationsprobleme im Pflegebereich müssen in den Griff zu bekommen sein. Ablauforganisationen müssen verbessert werden. Pflegedirektionen müssen durch ihre Schlüsselqualifikationen befähigt werden, diese Herausforderungen anzunehmen und unter Berücksichtigung der Pflege Qualitätsverbesserung wie Pflegedokumentation, Pflegestandards etc., die Zusammenarbeit zwischen Pflege, dem medizinischen Bereich, aber auch anderen Berufen innovativ zu begegnen.

Ein Hochschulstudium, das die Studierenden auf die Lösung dieser praktischen Probleme und Erfordernisse vorbereitet, ist die angemessene Antwort auf gegenwärtige, aber auch auf zukünftige Herausforderungen im Pflegemanagement.

Berufspolitisch ist nicht nur die Akademisierung in den Vordergrund zu rücken, es darf in diesem Zusammenhang die Verkammerung der Pflege und die damit verbundene Selbstverwaltung nicht aus den Augen verloren werden. Erst, wenn die Pflege sich autark mit ihren Ideen und Zielen weiterentwickeln kann, ist das Ziel der Professionalisierung erreicht. (Oelke 1994: 108-116).

1.2. Gesundheitsförderung mit Bezug zu Modellen

Die Gesundheitsförderung findet ihren Bezug in verschiedenen Modellen und Ansätzen. Exemplarisch sollen hier kurz die Salutogenese, der Bezug zur Ottawa-Charta, sowie die Abgrenzung zur Prävention dargestellt werden.

1.2.1 Gesundheitsförderung mit Bezug zur Salutogenese

Bisher wurde unter Gesundheitswissenschaften vorwiegend die Anwendung der Sozialepidemiologie, sowie der Epidemiologie verstanden.

Ab den 60er Jahren jedoch beschäftigte sich der israelische Medizinsoziologe AARON ANTONOVSKY mit der Frage, warum wird bei potentiell krankmachenden Lebenssituationen der eine krank und andere eben nicht.

ANTONOVSKY geht davon aus, dass potentielle krankmachende Probleme und Risiken zum menschlichen Leben als Regel dazugehören und eben gerade keine Ausnahme bilden. Viele dieser regelmäßig auftretenden Phänomene sind unkontrollierbar und wirken sich auf die Gesundheit entsprechend aus. Diese Auswirkungen sind aber so vielfältig, wie die verschiedenen Arten an Einflussfaktoren. An einem Beispiel soll die neuartige Sichtweise verdeutlicht werden. In der bisherigen, sicher naturwissenschaftlich orientierten Denkweise, würde sich ein Mediziner fragen, warum werden Raucher krank und bekommen Lungenkrebs? ANTONOVSKY hingegen formuliert: warum werden einige Raucher beziehungsweise Raucherinnen nicht krank und bekommen keinen Lungenkrebs?

Diese Änderung der Sichtweise, weg von der Krankheitsorientierung hin zur Gesundheitsorientierung, löste einen Paradigmenwechsel aus. (Brieskorn-Zinke 1996: 52).

Die salutogenetische Orientierung geht von einem Gesundheit-Krankheit-Kontinuum aus. Sowohl die vollständige Gesundheit, als auch die Krankheit sind hier als Extrempole zu sehen. Auf dieser Gesundheit- und Krankheitsachse bewegt sich der Mensch mit seinen entsprechenden Einflüssen die ihn wiederum veranlassen, in Richtung Gesundheit oder ihrer Krankheit zu rücken.

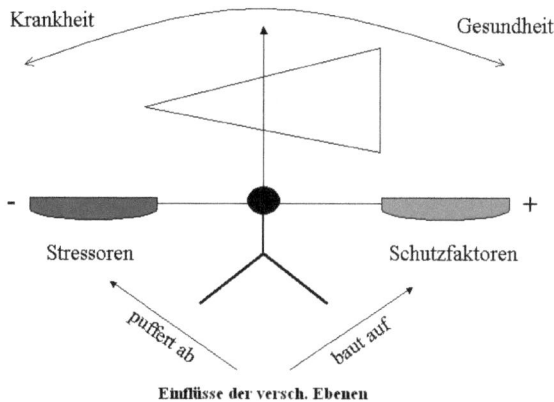

Abb.1: Waagschalenprinzip der Salutogenese

Hierbei wird deutlich, dass es sich nicht um einen statischen Zustand handelt, sondern vielmehr als Prozess verstanden werden muss.

Entscheidend für das Verständnis der Salutogenese ist, dass nicht die Risikofaktoren dafür verantwortlich sind, wie weit sich die Waage in Richtung der Krankheit neigt, viel mehr sind es fehlende Widerstandsressourcen, die zu solch einem Zustand führen.

Nehmen die Gesundheitsfaktoren zu, so sind diese für das Ziehen in Richtung Gesundheitspol verantwortlich. (Kellnhauser 2000: 715).

1.2.2 Gesundheitsförderung mit Bezug zur Ottawa-Charta

Die Ottawa-Charta entwickelte die Grundzüge eines umfassenden Verständnisses von der Gesundheit. Ziel ist es, den Menschen eine höhere Selbstbestimmung bezüglich ihrer Gesundheit zukommen zu lassen, mit der Idee, über diesen Weg ein umfassendes körperliches, seelisches und soziales Wohlbefinden zu erlangen. Nach dem Verständnis der WHO ist Gesundheit ein wesentlicher Bestandteil des Alltagslebens und nicht ein vorrangiges Lebensziel. (Brieskorn-Zinke 1996: 23). Den Initiatoren der Ottawa-Charta ging es nicht nur um die direkte Einflussnahme auf Gesundheit im Rahmen medizinischer oder hygienischer Einzelmaßnahmen, vielmehr ging es darum einen Aufruf an die Gesamtpolitik zu starten, die sich mit ihren Möglichkeiten daran beteiligen muss, gesundheitsgefährdende Produkte zu verbieten, sowie im Bereich des öffentlichen Gesundheitsschutzes im Rahmen von Maßnahmen wie z.B. zur Verbesserung der Luftqualität etc. ihren Teil beizutragen. (vgl. Hildebrandt/Kickbusch 2006).

Zusammenfassend lassen sich bezüglich der Ottawa-Charta folgende Punkte fixieren:
- Paradigmenwechsel, von der Krankheits- zur Gesundheitsorientierung,
- von der Pathogenese zur Salutogenese,
- von den Defiziten zu den Ressourcen,
- vom Leid zum gelingenden Leben,
- von der Aufklärung zu Partizipation,
- von der Anpassung zur Emanzipation,
- von der Askese zur angemessenen Mischung von Verzicht und Genuss

Die Handlungsfelder, in denen der Paradigmenwechsel realisiert werden kann lauten:
- eine gesundheitsfördernde Gesamtpolitik entwickeln,
- gesundheitsfördernde Lebenswelten schaffen,
- gesundheitsbezogene Gemeinschaftsaktionen unterstützen,
- persönliche Kompetenzen und Fähigkeiten entwickeln,
- Gesundheitsdienste neu orientieren.

(Kellnhauser 2000: 718 ff).

1.1.7 Gesundheitsförderung in Abgrenzung zur Prävention

Um eine Abgrenzung vornehmen zu können, muss zuerst eine Begriffsdefinition der Prävention vorgenommen werden. Der Duden schreibt hierzu „... Prävention ... Vorbeugung, Verhütung (bes. im Gesundheitswesen, ...". (Klosa 1999: 654). Die Prävention orientiert sich eindeutig an Krankheiten und Risikofaktoren, mit dem Ziel, diese einzuschränken beziehungsweise zu vermeiden. Sie ist im Wesentlichen an bestimmten Themen interessiert und betrifft nur einen Teil -wie selektierte Bevölkerungsgruppen- die zu den sogenannten Risikogruppen gehören.

Die Gesundheitsförderung hingegen sieht ihr Ziel im Erreichen von umfassendem Wohlbefinden aller Menschen in der Bevölkerung. Diese Menschen werden als Individuen und nicht als Stichprobe einer bestimmten Population gesehen.

Die Schwierigkeit im Bereich der Gesundheitsförderung ist dahingehend zu sehen, dass aufgrund der Allgemeingültigkeit und weniger der Zielorientiertheit statistische Messwerte von Erfolgen fehlen. Daher neigt man traditionell dazu, eher den Bereich der Prävention zu fördern, da hier konkrete Ansatzpunkte zu finden sind, die Ergebnisse evaluiert und überprüft werden können und so die Sinnhaftigkeit der Maßnahmen begründbar sind und schlüssig wirken.

Es wäre falsch hier anzunehmen, dass es sich beim Einsatz der Mittel Prävention oder Gesundheitsförderung um „entweder oder Maßnahmen" handelt, vielmehr müssen die zwei Bereiche als komplementäre Elemente im Sinne der Gesundheitswissenschaft gesehen werden. Vielleicht etwas einfach, aber dennoch treffend beschreibend, könnte man die Gesundheitsförderung als Prozesse bezeichnen, in denen Menschen lernen immer aufmerksamer mit sich und ihrer Umwelt zum Wohle der eigenen Person, aber auch der Allgemeinheit umzugehen. (Kellnhauser 2000: 720).

2 Gesundheitsförderung

2.1 Ebenen der Gesundheitsförderung

Um im Bereich der Gesundheitsförderung effektive Erfolge verzeichnen zu können ist es unumgänglich, eine interdisziplinäre Zusammenarbeit aller im Gesundheitswesen Beteiligten zu schaffen. Dies könnte als soziopsychosomatische Sichtweise von Krankheit und Gesundheit subsumiert werden.

Die Gesundheit muss in den einzelnen Ebenen:

- Individuen
- Gruppen
- Institutionen
- Politik und Gemeinwesen

hergestellt werden.

Auf der *individuellen personenbezogenen Ebene* geht es im Wesentlichen um die Optimierung der Lebensplanung und Lebensgestaltung, die Kompetenzförderung, sowie ein grundsätzlicher Aufbau gesundheitsfördernder Einstellung. Hierzu gehört auch das Anhalten und Geben von Hilfestellungen bezüglich der Erlangung gesundheitlicher Mündigkeit.

Die *gruppenspezifische Ebene* beschreibt den Aufbau sozialer Unterstützung, Selbsthilfeförderung, sowie Netzwerkaufforderung. Ferner gehört hierzu die Verbesserung von Wohn- und Arbeitsverhältnissen.

Institutionelle Ebene beinhaltet alle Einflussfaktoren die von der Institution selber ausgehen können. Hierzu gehören systemische Personal- und Organisationsentwicklung, die betriebliche Gesundheitsförderung am Arbeitsplatz, in Krankenhäusern, in Schulen, aber auch in Vereinen.

Politischer Einfluss wird notwendig, um gesetzliche Vorgaben und Rahmenbedingungen zu schaffen. Steuerliche Entlastungen sowie finanzielle Anreize können hier ebenso angeführt werden, wie auch die Förderung des öffentlichen Bewusstseins im Umgang mit Gesundheit.

2.2 Hierarchie der Ebenen untereinander

Wie aus dem folgenden Schaubild ersichtlich wird, geht es bei den einzelnen Ebenen der Gesundheitsförderung nicht um eine streng hierarchische vertikale Hierarchie, vielmehr geht es um eine gegenseitige Beeinflussung der einzelnen Ebenen untereinander.

Mit jeder Veränderung einer Ebene, hat dies zwingend Auswirkungen auf die anderen Ebenen. (Brieskorn-Zinke 1996: 64).

Dies könnte man im weitesten Sinne mit der systemtheoretischen Sicht nach Luhmann vergleichen, in der sich die Umwelt gegenseitig beeinflusst.

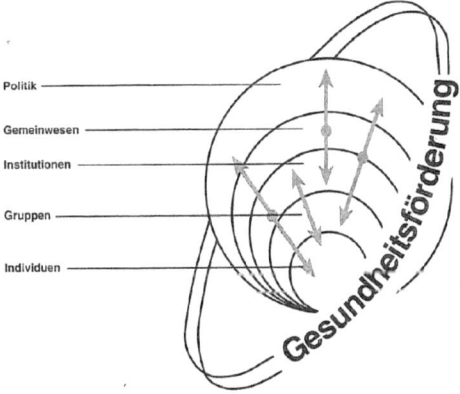

Abb. 2: Mehrebenen-Modell (modifiziert nach Göppel, E. et al 1992)

2.3 Beispiele der Gesundheitsförderung aus der Pflegepraxis

Um anhand der dargestellten theoretischen Grundlagen einem Praxisbezug herzustellen, soll im Folgenden auf verschiedene Ansätze und Einzelprojekte eingegangen werden. Das Augenmerk soll hier vor allem auf die Anwendbarkeit der Einzelmaßnahmen gelegt werden.

Grundlage jeder gesundheitsfördernden Maßnahme beruht auf den Bezug verschiedener Pflegemodelle.

Die wesentlichen Elemente, die unabhängig des speziellen Pflegemodells gelten, sind:

- Der Mensch wird als Ganzheit betrachtet, diese ist größer als die Summe aller Teile

- Es besteht ein Zusammenhang zwischen Mensch und Umwelt in seinen Auswirkungen

- In der Pflege entsteht immer eine persönliche Beziehung zwischen Pflegenden und Gepflegten

- Im Vordergrund stehen die nicht medizinischen Anteile der menschlichen Fürsorge

- Unterstützung von Gesundheit und Wohlbefinden sind elementare Grundbausteine

- Das Wissen darüber, dass Pflege etwas anderes ist als Medizin, jedoch beide Wissenschaftsbereiche sich komplementär verbinden

Neben dem bereits erwähnten Konzept der Salutogenese findet sich eine weitere Form der pflegerischen Gesundheitsförderung in der aktivierenden Pflege.

Ansatz ist hier die Zielsetzung Gesundheit, Selbstständigkeit und körperliche sowie kognitive Leistungsfähigkeit bis ins hohe Alter zu fördern und damit die Selbstbestimmung der Menschen zu erhalten. (vgl. Kruse 2002).
Pflegeleistungen die erbracht werden, werden als Hilfe zur Selbsthilfe angesehen und nicht als Bevormundung.

Im Wesentlichen beziehen sich die Handlungsfelder auf den Bereich der Kompetenz- und Selbstständigkeitsförderung. Auch der Bereich der Prophylaxen kann hier zu gesundheitsfördernden Leistungen gezählt werden, wenn auch diese hier eher dem Bereich der Prävention zuzuschreiben sind.

Die Erhaltung der Selbstständigkeit beziehungsweise Autonomie, ist Ausdruck der situationsgebundenen Unterstützung und Beratung durch die Pflege. Sie umfasst vorrangig drei Aktivitäten:

- Umfassende Informationen, die eine Orientierung zu gesundheitlichen Fragestellungen erst möglich machen,

- Schulungen als gezielte, strukturierte, ungeplante Maßnahmen zur Vermittlung von Wissen und Fertigkeiten,

- Beratung im Sinne eines dialogischen ergebnisoffenen Prozesses

Neben diesen, unter dem Stichwort Beratung und Schulung subsumierten Ansätzen, sind die direkten pflegerischen Handlungsfelder anzuführen.

Jegliche Grundlage von Selbstverantwortung und Eigenverantwortung bietet eine realistische Einschätzung seines eigenen Körpers. Die Pflege kann hier Unterstützung bei gestörtem Körperleben geben. Exemplarisch seien hier Lagerungstechniken nach Bobath angeführt.

Auf der psychoemotionalen Ebene, geht es um die Unterstützung in kritischen Lebenssituationen. Dies muss nicht immer die Krankheit der eigenen Person sein, die Bewältigung von Diagnosen oder Krankheitsfolgen, sie können sich auch auf das Umfeld des Betroffenen beziehen. Arbeitslosigkeit, Existenzängste für sich und die Familie können ebenso eine gewichtige Rolle spielen, bei der die emotionale Begleitung durch die Pflege eine wichtige Stütze bietet. Beachtlich an diesem Punkt ist, dass lediglich HURRELMANN auch die pflegenden Angehörigen mit in die Betrachtung einbezieht. (Kocks 2007).

2.4 Pflege pflegen – Neues gestalten

Der gesellschaftliche Anspruch an die Pflegeberufe, die Patienten stärker zu gesundheitsförderndem Verhalten zu veranlassen, darf keinesfalls dazu führen, dass die Förderung der Gesundheit der Pflegenden selbst ausgeschlossen wird.

Die gesundheitsfördernde Pflegepraxis der Professionellen muss sowohl patienten- als auch personalorientiert sein. Dies spiegelt sich auch zunehmend in Leitbildern der einzelnen Unternehmen wieder, die sich hier nicht nur der Patienten, sondern auch ihrer Mitarbeiter annehmen.

Die persönliche Gesundheit vieler Pflegenden ist angegriffen und führte in nicht wenigen Einzelfällen bereits zum Burnout. Die Folge ist, dass diese Entwicklung die Menschen beruflich, aber auch persönlich negativ beeinflussen. Gesundheitsförderung bedeutet für diese Personengruppe Professionalisierung und Empowerment im Sinne von Bildung, Unterstützung von Selbstwert, Eigenständigkeit, sowie professionelle Kommunikationsfähigkeit und berufspolitische Kompetenz.

Mitarbeiterinnen und Mitarbeiter in der Pflege zählen zu den gesundheitlich gefährdetsten Arbeitnehmergruppen. Sie sind vergleichsweise häufiger von körperlichen Beschwerden, aber auch von Reaktionen psychischer Beanspruchung betroffen, als Vertreter anderer Berufsgruppen. Dies wird auch in einer unterdurchschnittlich langen Verweildauer im Pflegeberuf deutlich, die weniger als 10 Jahre beträgt. Gründe hierfür sind in einer hohen Arbeitsbelastung, sowie in einer hohen psychischen Belastung zu suchen. Nicht unwesentlich ist auch der Faktor einer sowohl subjektiven als auch objektiven geringen Vergütung für die Arbeitsleistung. Des Weiteren werden ungünstige Arbeitszeiten angeführt. (Richter 2006: 33).

Dass die Mitarbeiterinnen und Mitarbeiter der Professionspflege fachlich kompetent in Bezug auf Beratung zum Gesundheitsverhalten sind, soll hier nicht in Frage gestellt werden. Vielmehr soll das individuelle Gesundheitsverhalten der Pflegekräfte beleuchtet werden. Trotz des beschriebenen ausreichenden fachlichen Hintergrundwissens um gesundheitliche Zusammenhänge und Risikofaktoren, betätigen sich 50 % der Pflegekräfte nie oder nur selten sportlich. Über 33 % ernähren sich nicht kalorienbewusst. 65 % der männlichen Mitarbeiter und 35,6 % der weiblichen Mitarbeiter rauchen. Die allgemeinen Vorsorgemaßnahmen wie Krebsvorsorge, zahnärztliche Untersuchungen, Impfprophylaxen und vieles mehr, nehmen nur 32,2 % der Männer, sowie 10,5 % der Frauen in Anspruch. Alles in allem sind dennoch 93 % aller Befragten der Meinung, dass die eigene Gesundheit weitgehend von einem selbst abhängt. (Heidecker 2007: 9).

In keiner Branche liegen Chancen und Risiken so dicht beieinander wie in der Pflege. Ein Beruf mit hohen Anforderungen an Kompetenz, Motivation, persönlichem und sozialem Engagement der Mitarbeiterinnen und Mitarbeiter. Leider zeigen aber auch aktuelle Statistiken, dass es ein Beruf ist, der die Gesundheit der Beschäftigten immer mehr gefährdet. Die Zunahme an psychischen Erkrankungen gibt Anlass zur Sorge. Nicht nur die Leistungsfähigkeitsbereitschaft der Mitarbeiter wird hier beeinträchtigt, sondern auch die Qualität der Pflege insgesamt und damit die Wettbewerbsfähigkeit. Die Statistik zeigt, dass bei Krankenständen und Berufskrankheiten die stationäre Altenpflege seit Jahren Spitzenreiter ist. Dies macht es dringend notwendig, praktikable und praxisorientierte, sowie ökonomische Lösungsvorschläge zur betrieblichen Gesundheitsförderung zu erarbeiten.

Warum braucht die Pflege ein betriebliches Gesundheitsmanagement?

Sowohl Mitarbeiter, als auch Führungskräfte leiden zunehmend unter ökonomischen Zwängen und Zeitdruck. Die Folgen sind Ausgebranntheit, Erschöpftheit, steigende soziale und psychische Anforderungen, sowie sinkendes Wohlbefinden und reduzierte Leistungsbereitschaft.

Um diesen Folgen entgegenzuwirken, ist betriebliches Gesundheitsmanagement notwendig. Es besteht aus einem Denk- und Handlungsansatz, der sowohl psychische, als auch soziale Aspekte der Gesundheit berücksichtigt.

In diesem Konzept wird der Gesundheitsschutz am Arbeitsplatz erstmals erweitert und nicht nur die „Abwesenheit von Krankheit" thematisiert. Bei diesem Ansatz wird sowohl das Wohlbefinden, als auch die Lebensqualität der Mitarbeiterinnen und Mitarbeiter mit einbezogen. Dieser Ansatz fußt auf der Ottawa-Charta der Weltgesundheitsorganisation. Demnach ist betriebliches Gesundheitsmanagement ein systematisches Programm der sozialen Veränderung, gesundheitsgerechten Entwicklung von Organisationen, sowie die Entwicklung persönlicher Gesundheitskompetenzen. Ziel dieser Systematik ist es, die „gesunde Organisation" zu entwickeln, in der Alle von dem positiven Ausgang profitieren.

Sowohl die Mitarbeiter, als auch die Führungskräfte und die Patienten selbst sind davon betroffen.

In einer Befragung der AOK wurden 46 Unternehmen aus dem Bereich der Altenpflege befragt. Alle Unternehmen berichten über einen positiven Einfluss auf die Arbeitsbedingungen, die Gesundheit, sowie die Motivation und die Arbeitszufriedenheit.

Die differenzierte Überlastung, beziehungsweise Belastung von Pflegediensten im Vergleich zur freien Wirtschaft, wurde von der Berufsgenossenschaft für Gesundheitsdienst und Wohlfahrtspflege untersucht.

Hier zeigt sich die deutliche Differenzierung im Bereich der Überlastung durch Personalmangel, sowie die mangelnde Einarbeitung von neuen Mitarbeitern.

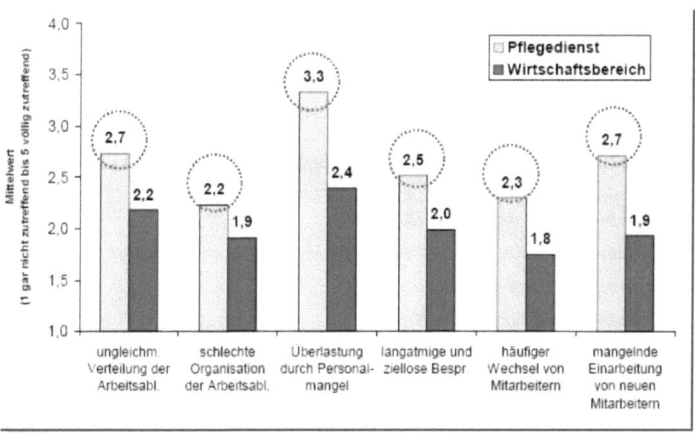

Abb. 3: Vergleich Arbeitsbelastung Pflegeberich-Wirtschaftsbereich

Auch alle anderen Parameter fallen im Mittelwert deutlich höher aus, als im Wirtschaftsbereich.

Mit der Aufarbeitung dieser Erkenntnis soll für die Beschäftigten eine Kausalkette betrieblicher Verbesserungen geschaffen werden.

In Zeiten massiver Sparmaßnahmen, Restrukturierungen und Personalabbaus, erscheint vielen Unternehmen betriebliches Gesundheitsmanagement als Luxus für bessere Zeiten.

Die Praxis beweist jedoch das Gegenteil.

Anhand einer Modellrechnung soll hier die wirtschaftliche Ersparnis und die damit korrelierende Gesundheit der Mitarbeiter dargestellt werden.

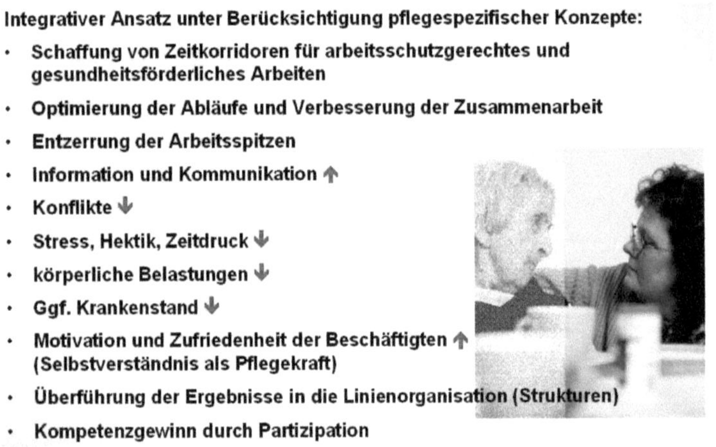

Integrativer Ansatz unter Berücksichtigung pflegespezifischer Konzepte:
- **Schaffung von Zeitkorridoren für arbeitsschutzgerechtes und gesundheitsförderliches Arbeiten**
- **Optimierung der Abläufe und Verbesserung der Zusammenarbeit**
- **Entzerrung der Arbeitsspitzen**
- **Information und Kommunikation ↑**
- **Konflikte ↓**
- **Stress, Hektik, Zeitdruck ↓**
- **körperliche Belastungen ↓**
- **Ggf. Krankenstand ↓**
- **Motivation und Zufriedenheit der Beschäftigten ↑ (Selbstverständnis als Pflegekraft)**
- **Überführung der Ergebnisse in die Linienorganisation (Strukturen)**
- **Kompetenzgewinn durch Partizipation**

Abb.4: Verbesserungspotential für die Beschäftigten

Jede Reduktion eines Krankheitstages, erspart dem Betrieb zusätzliche Kosten in Höhe von circa 200 €. (Flothow 2006: 10).

Hier wird auch schnell deutlich, welches Potenzial an finanziellen Mitteln in einer Reduktion der Krankheitstage steckt, welches in die Gesundheitsvorsorge beziehungsweise Gesundheitsförderung der Mitarbeiter investiert werden kann.

Ein Beispiel: Der Altenpflegeeinrichtung „Sonnenschein" ist es mit Hilfe des Betrieblichen Gesundheitsmanagements gelungen, den Krankenstand der Mitarbeiterinnen und Mitarbeiter innerhalb eines Jahres von 8,6 auf 6,3 Prozent zu reduzieren (vergleiche INQA-Projekt „Arbeitsschutz in der ambulanten Pflege").

	Vorher	Nachher
Krankenstandsquote	8,6 %	6,3 %
Durch Krankheit ausgefallene bezahlte Tage pro Mitarbeiterin/Mitarbeiter	19 Tage	14 Tage
Personalkosten pro Tag und Mitarbeiterin/ Mitarbeiter (25 Euro/Std. inkl. 85% Lohnnebenkosten, 7,7 Stunden pro Tag, 220 Arbeitstage pro Jahr)	192 Euro	192 Euro

Einsparungspotenzial*:

5 Tage pro Mitarbeiterin/Mitarbeiter	960 Euro
bei 10 Mitarbeiterinnen/Mitarbeitern pro Jahr	9.600 Euro

Abb. 5: Finanzieller Aufwand des Arbeitgebers bei Krankheit

Interessant scheint hier zu erwähnen, dass Mitarbeiter der stationären Altenpflege im Vergleich zu stationären Krankenpflege ein etwa um 40 % höheres Unfallrisiko haben. Die dort bekannten Unfallschwerpunkte liegen im Wesentlichen bei Stolperunfällen, sowie aggressiven- und verwirrten Patienten.

Neben den beschriebenen Unfallschwerpunkten, liegt die Erkrankungshäufigkeit der Beschäftigten in der Pflege im Bereich des Muskel und Skelettsystems (26,9 %).

Meistens handelt es sich dabei um Rückenerkrankungen und Schmerzen im Schulter Nackenbereich. Hierfür verantwortlich zeichnen sich arbeitsbedingte Belastungen wie Heben und Tragen, oder aber auch Arbeiten in einseitiger Körperhaltung. Überproportional häufig leiden ältere Pflegekräfte unter emotionalen Erschöpfungszuständen. (Flothow 2006: 13).

Nicht jede vorhandene oder neue Tätigkeit bedeutet für die Arbeitnehmer automatisch eine Belastung. Arbeit wird erst dann zum dauerhaften Stressfaktor, wenn die Anforderungen nicht bewältigt werden können. Dies hängt jedoch erheblich von den betrieblichen, aber auch persönlichen Ressourcen der Mitarbeiterin oder des Mitarbeiters ab, ob Arbeitsbelastungen die Gesundheit beeinträchtigen, oder ob die anstehende Arbeitsbelastung erfolgreich bewältigt werden kann. (Flothow 2006: 14).

Auch die Arbeitsbelastung selbst, wird in der stationären Altenpflege sowie in der ambulanten Pflege differenziert beschrieben.

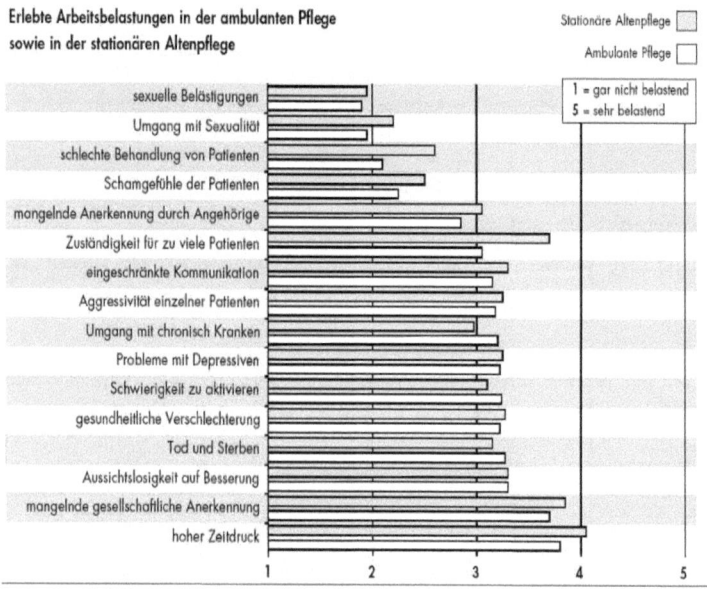

Abb.6: Differenzierte Arbeitsbelastung in der stationären und ambulanten Pflege

Um diesen Arbeitsausfall und der damit gleichzeitigen Krankheit des Mitarbeiters vorzubeugen, sieht die Berufsgenossenschaft bei der Gesundheitsförderung folgende Ansätze:

Abwechslungsreiche Gestaltung des Arbeitsplatzes:
Über- und Unterforderung, sowie Monotonie nehmen den Mitarbeiterinnen und Mitarbeitern die Lust an der Arbeit. Blockiert wird außerdem Kreativität und Eigeninitiative. 75 % der Befragten beschreiben die Möglichkeit, ihr berufliches Wissen und können voll einsetzen zu können jedoch als positiv.

Erweiterung des Handlungs-und Entscheidungsspielraums der Mitarbeiter
Viele Mitarbeiter fühlen sich durch Vorschriften und Kontrollen reglementiert. Durch Aufhebung oder Lockerung dieser, wird das Selbstwertgefühl gesteigert und damit eine zentrale Ressource gebildet, die den Herausforderungen der Pflege entgegenkommt. Ein zentrales Mitspracherecht sehen die Mitarbeiterinnen und Mitarbeiter bei der Dienstplangestaltung. Obwohl jeder zweite Mitarbeiter die Mitsprache für wichtig oder sehr wichtig hält, haben sie noch keinen oder nur wenig Einfluss darauf. Positiv ist jedoch zu verzeichnen, dass eine Einbeziehung in die Arbeitsgestaltung zu erkennen ist. Bei der Planung werden über 60 % der Pflegekräfte mit einbezogen.

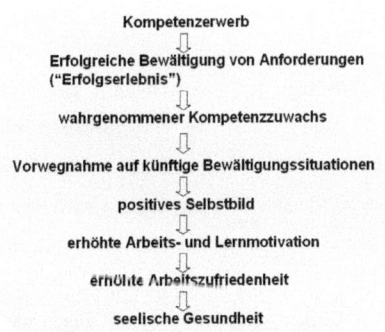

Abb. 7: Wirkung der Kompetenzförderung auf die Gesundheit

Informationsfluss
Transparenz und die damit verbundene vertikale und horizontale Kommunikation, führt zu einer höheren Arbeitszufriedenheit. Knapp 90 % der Beschäftigten sehen ihre Ideen und Vorschläge in der Umsetzung nicht berücksichtigt. 84 % der Pflegenden fühlen sich über Vorgänge im Betrieb unzureichend informiert.

3   Zusammenfassung und Ausblick

Die Pflege steht, wie vielleicht keine andere Berufsgruppe, vor der Herausforderung, sich mehr und mehr in den Bereich der Gesundheitsförderung und der Prävention mit einzubringen. Dies aber nicht nur im Bereich der Versorgung der ihr anvertrauten Patienten, sondern vielmehr auch im Rahmen der Gesundheitsförderung für sich selbst. Die erschreckenden Zahlen von Burnout, Flucht in andere berufliche Felder, oder einfach die hohen Ausfälle durch Krankheit zeigen, dass im Bereich der Pflege ein hoher Bedarf an intensivem Engagement bezüglich der eigenen Gesundheit vorherrscht.

Die Suche nach einem geeigneten Arbeitsplatz, lässt sich künftig nicht mehr ausschließlich anhand des monetären Aspektes aussuchen, sondern eine Vielzahl von integrativen mitarbeiterorientierten Gesundheitsfördermaßnahmen scheinen hier eine wesentliche Rolle zu spielen. Nicht zuletzt, kann die suchende Pflegekraft sich am Leitbild eines Unternehmens orientieren, dass eben nicht nur sein Augenmerk auf die Patienten, sondern eben auch auf die Mitarbeiter legen sollte.

Im Zuge dessen scheint es notwendig, ein grundlegend neues Professionsverständnis der Pflege in den Vordergrund zu rücken. Weniger die defizitorientierte Betrachtung, als vielmehr die Öffnung für ganze Bevölkerungsgruppen im Rahmen breit angelegter Gesundheitsfördermaßnahmen, scheinen hier die Zukunft der Gesundheits- und Krankenpflege zu sein.

Der Fokus für diese Entwicklung darf jedoch nicht nur auf ökonomische Potentiale gerichtet sein, sondern die qualitativen Gesichtspunkte im Sinne einer selbstbestimmten Lebensqualität müssen mit eingeschlossen werden.

Im Jahr 2008 haben rund 9 Millionen Menschen gesundheitsfördernde Maßnahmen ihrer gesetzlichen Krankenkassen genutzt. Hierfür wurden 40 Millionen Euro mehr als im Jahr 2008 ausgegeben.

Über 22.000 Einrichtungen wurden durch zielgruppengerechte Angebote unterstützt. Der vom Gesetzgeber vorgesehene Richtwert von 2,78 € pro Versicherten, stieg deutlich auf 4,83 € an. Die betriebliche Gesundheitsförderung wuchs um 14 % auf 4788 Betrieben an. Weit über 800.000 Arbeitnehmer nutzten diese Angebote, was einen Zuwachs von 30 % entspricht.

Am beliebtesten waren hier Maßnahmen zur Vermeidung oder Reduzierung körperlicher Belastungen, aber auch gesundheitsbewusste Mitarbeiterführung, Stressmanagement, sowie die Vermeidung von Suchtmitteln und die Realisierung ausgewogener Ernährung.

Dies alles zeigt, dass sowohl die Betriebe, als auch die Mitarbeiterinnen und Mitarbeiter erkannt haben, dass Gesundheitsförderung ein wesentliches Potential zur Gesundung des Betriebs, hin zur „gesunden Organisation" mit sich bringt. (Bibliomed-News 2010).

Erste Ansätze dieser Intention zeigten sich bereits in der Initiative, einen Paradigmenwechsel mit dem Präventionsgesetz auf den Weg zu bringen.

2005 wurde die Grundlage für ein Präventionsgesetz von der damaligen Regierung als eigenständige Säule im Sozialsystem auf den Weg gebracht. Das Gesetz sollte sich vor allem an die Eigenverantwortung der Bürgerinnen und Bürger richten und hatte den Anspruch, die Gesundheitsvorsorge direkt in das Lebensumfeld zu integrieren. Das heißt, öffentliche Einrichtungen wie Kindergärten und Schulen, sowie Betriebe und kommunale Bereiche sollten involviert werden.

Leider konnte bis heute die Initiative zur Umsetzung eines Präventionsgesetzes nicht realisiert werden. Kurz vor Ende der großen Koalition ist das Gesetzesvorhaben gescheitert, da es der damaligen Bundesgesundheitsministerin zu bürokratisch erschien.

Der Präventionsexperte ROSENBROCK wird in der Ärztezeitung online vom 22.12.2009 zitiert, dass er nur wenig Hoffnung habe, dass unter der schwarz-gelben Bundesregierung richtungsweisendere Präventionsprogramme entwickelt werden. Er würde aus der Koalitionsvereinbarung herauslesen, dass in dieser Legislaturperiode kein Präventionsgesetz zu erwarten sei.

„Unter der schwarz-roten Koalition gescheitert, in der schwarz-gelben Bundesregierung überhaupt kein Thema mehr - und doch könnte es enorm wichtig sein: das Präventionsgesetz. Denn eine bessere Planung und Abstimmung der vielfältigen Programme wäre sinnvoll." (Badenberg 2009).

Erfreulich ist jedoch, dass die Bürgerinnen und Bürger, die Mitarbeiterinnen und Mitarbeiter den Weg zu einem gesünderen Leben bestreiten, ohne sich von dem Widerstand der Politik -ein Präventionsgesetz auf den Weg zu bringen- beeindrucken zu lassen.

Dies zeigt, dass jeder einzelne für sich die Selbstbestimmung nicht aufgegeben hat, und die Arbeitgeber mit ihren Betrieben sich ihrer Verantwortung durchaus bewusst sind.

4 Literaturverzeichnis

Bibliomed-News (2010): Jeder achte gesetzlich Versicherte profitiert von
Präventionsangeboten
Online im Internet: URL:
http://www.bibliomed.de/cps/rde/xchg/bibliomed/hs.xsl/90_17535.htm
[Stand 19.01.2010]

Brieskorn-Zinke, M. (1996): Gesundheitsförderung in der Pflege. Ein Lehr- und
Lernbuch zur Gesundheit. Stuttgart, Berlin, Köln: Kohlhammer

Flothow, A. (2006): Betriebliches Gesundheitsmanagement in Einrichtungen der
stationären Altenpflege. Hamburg: (Hrsg) Berufsgenossenschaft für
Gesundheitsdienst und Wohlfahrtspflege - BGW

Heidecker, B. (2007): Prävention und Gesundheitsförderung in der Pflege- Das
Bewusstsein der Pflegenden für deren Notwendigkeit und die
erforderlichen Kompetenzen zur Umsetzung. Stuttgart: Kohlhammer

Hildebrandt/Kickbusch (2006): Ottawa-Charta zur Gesundheitsförderung
Online im Internet: URL:
http://www.euro.who.int/AboutWHO/Policy/20010827_2?language=Germ
an [Stand: 18.1.2010]

Horschk, R. (1996): Referat zum Thema Berufsbild
Online im Internet: URL: http://www.klinikum.uni-
muenchen.de/Campus-fuer-Alten-und-Krankenpflege/download
/inhalt/Berufskunde/Berufsbild.pdf [Stand: 18.1.2010]

Hurrelmann, K. / Laaser, U. (1998): Handbuch Gesundheitswissenschaften,
Neuausgabe. Weinheim, München: Juventa

Kellnhauser, E. et al. (2000): Pflege. 9. Aufl., Stuttgart, New York: Thieme

Kocks, A. (2007): Gesundheitsförderung in der Pflege, Literaturarbeit,
Online im Internet: URL:
http://www.pflegewiki.de/wiki/Literaturarbeit:_Gesundheitsf%C3%B6rder
ung_in_der_Pflege [Stand: 11.1.2010]

Klosa, A. et al. (1999): DUDEN. Das Fremdwörterbuch. Augsburg: Weltbild

Kruse T. et al. (1994): Ethik und Berufsverständnis der Pflegeberufe. Berlin:
Springer

Oelke, U. (1994): Projektbericht Akademisierung von Pflege, Online im Internet
URL: http://opus.bsz-bw.de/fhhv/volltexte/2008/52/pdf/oelke_1994a.pdf
[Stand: 20.1.2010]

Recken, H. (2003): Pflegewissenschaft 1. Studienbrief 1: Entstehung und Entwicklung der modernen Pflege in Deutschland. Studienbrief der Hamburger Fern-Hochschule.

Richter, G. (2006): Gesundheitsförderung und Reduzierung psychischer und physischer Belastungen für die Gesundheitsberufe. In: Hillebrand, I. (Hrsg.): Gesellschaft im Wandel -Gesundheitsberufe im Wandel. Bonn: Bundesvereinigung für Gesundheit e.V.
Online im Internet URL:
http://weltgesundheitstag.de/pdf/2006konferenzdoku.pdf
[Stand: 20.1.2010]

Stöckel, S. (2002): Prävention im 20. Jahrhundert. Historische Grundlagen und aktuelle Entwicklungen in Deutschland. Weinheim, München: Juventa

Waller, H. (ohne Jahr): Gesundheitswissenschaft. Studienbrief 1: Einführung und Gesundheitskonzepte im Überblick. Studienbrief der Hamburger Fern-Hochschule.

Badenberg, C. (2009): Ein Präventionsgesetz wird es mit Schwarz-Gelb wohl kaum geben. In: Ärztezeitung.de, Online im Internet: URL: http://www.aerztezeitung.de/politik_gesellschaft/gp_specials/jahresendausgabe-2009/article/581390/praeventionsgesetz-schwarz-gelb-wohl-kaum-geben.html [Stand 26.01.2010]

BEI GRIN MACHT SICH IHR WISSEN BEZAHLT

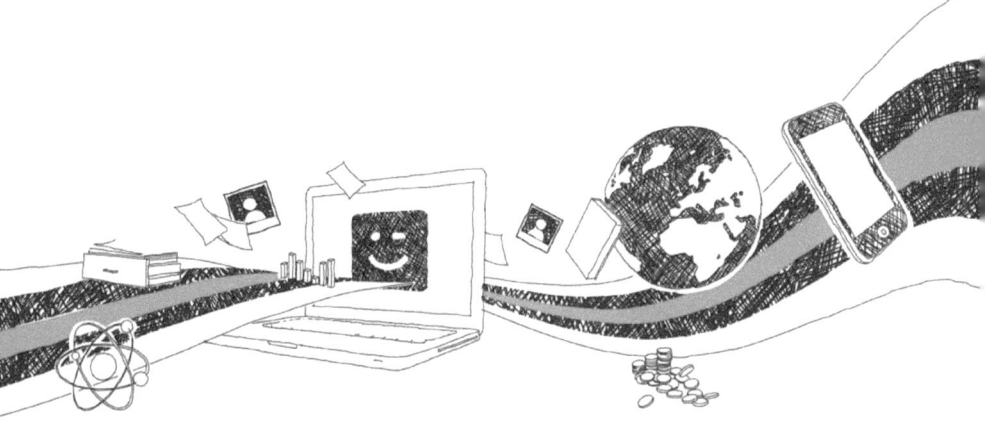

- Wir veröffentlichen Ihre Hausarbeit, Bachelor- und Masterarbeit

- Ihr eigenes eBook und Buch - weltweit in allen wichtigen Shops

- Verdienen Sie an jedem Verkauf

Jetzt bei www.GRIN.com hochladen und kostenlos publizieren

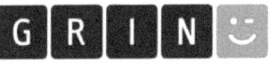